ずばぬけた！

希少疾患を持つ子どもたちのための本

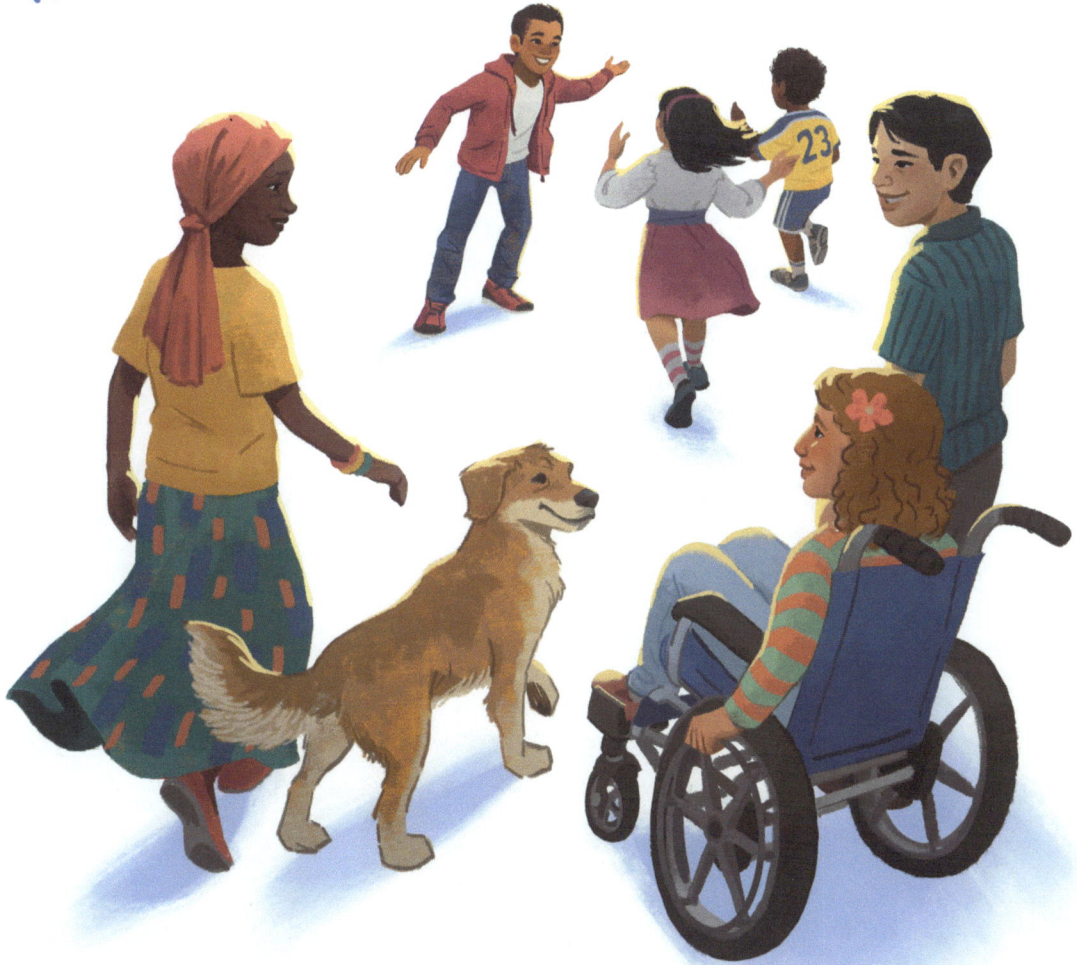

文／エヴレン・アイック

カーラ・アイック

絵／イアン・デール

この本は、希少疾患（めずらしい病気）
をかかえる世界中のすべての子どもたちのために、
そして希少疾患によってこの世の旅を終えた
子どもたちをわすれないために書かれました。

ぼくたちは、なかまだ。

翻訳／山本美和子氏（カリフォルニア州在住）
「翻訳の仕事をとおして言葉と文化の壁をこえる
お手伝いをすることに生きがいを感じています。」

編集を担当してくださったハユマ・エッカート氏と大野祐弥氏、
また日本語訳出版のためにご支援をしてくださった
ロナルド・ウェッターズご一家にも感謝を申し上げます。

EXTRAORDINARY!
A Book for Children with Rare Diseases
Published by Kara A. Ayik

www.rarediseasebookforkids.com

Text © 2021 Evren & Kara Ayik
Illustrations © 2021 Ian Dale

ISBN (Paperback): 979-8-9868011-8-6
ISBN (Hardcover): 979-8-9868011-7-9

Japanese Edition 2024

はじめまして！　ぼくの名前（なまえ）は
エヴレン。ぼくとお母（かあ）さんで
きみのためにこの本（ほん）を書（か）いたよ。

きみとぼくはとてもかけがえのない存在（そんざい）なんだ。
きみやぼくとまったく同（おな）じ人間（にんげん）はこの世（よ）にはいない。
きみと同（おな）じ名前（なまえ）の人（ひと）や、見（み）た目（め）がそっくりな人（ひと）が
いたとしても、きみとまったく同（おな）じ人（ひと）はいない。
世界中（せかいじゅう）の人間（にんげん）ひとりひとりに自分（じぶん）らしさ、
アイデンティティがあるんだ。

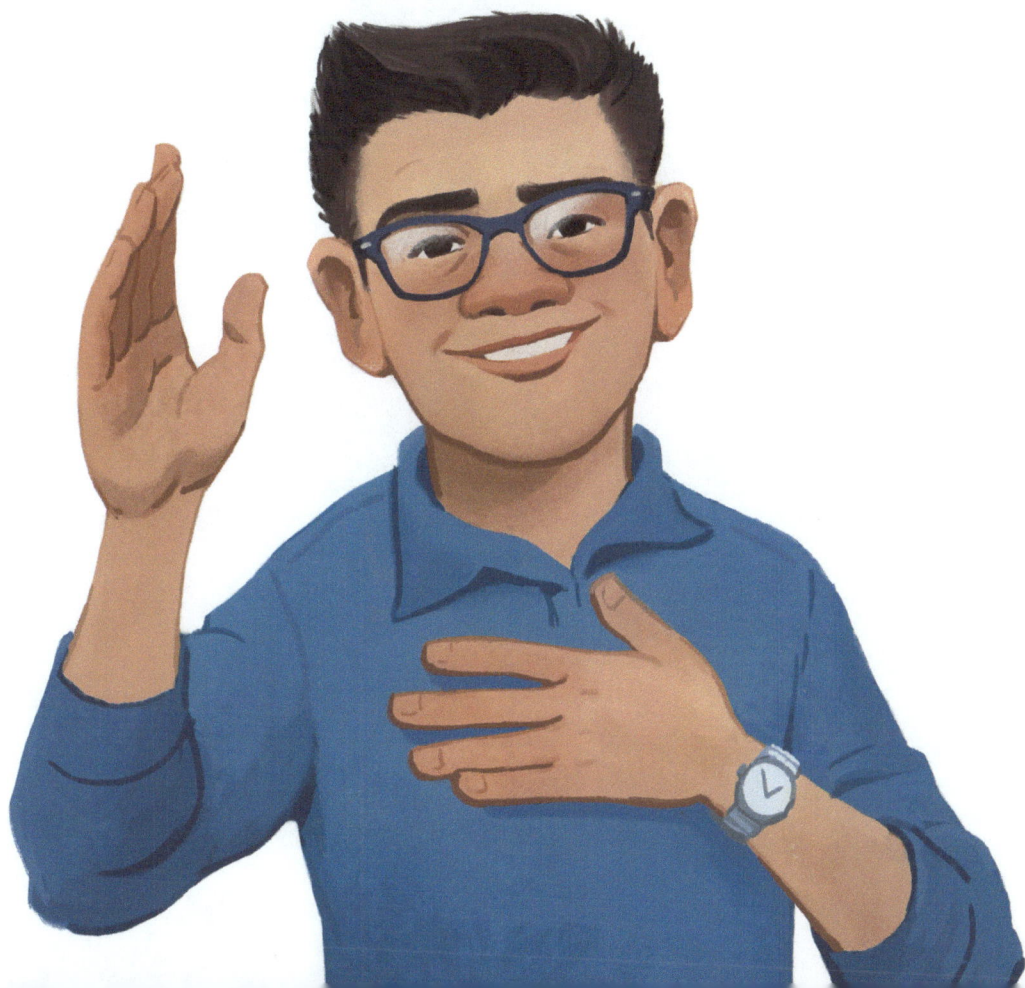

アイデンティティとは、ぼくらしさ、きみらしさ
のこと。 アイデンティティは、パズルみたいに、
たくさんのピースでできている。パズルは、
さまざまなピースをつなぎ合わせることで、
すばらしい絵ができるよね。

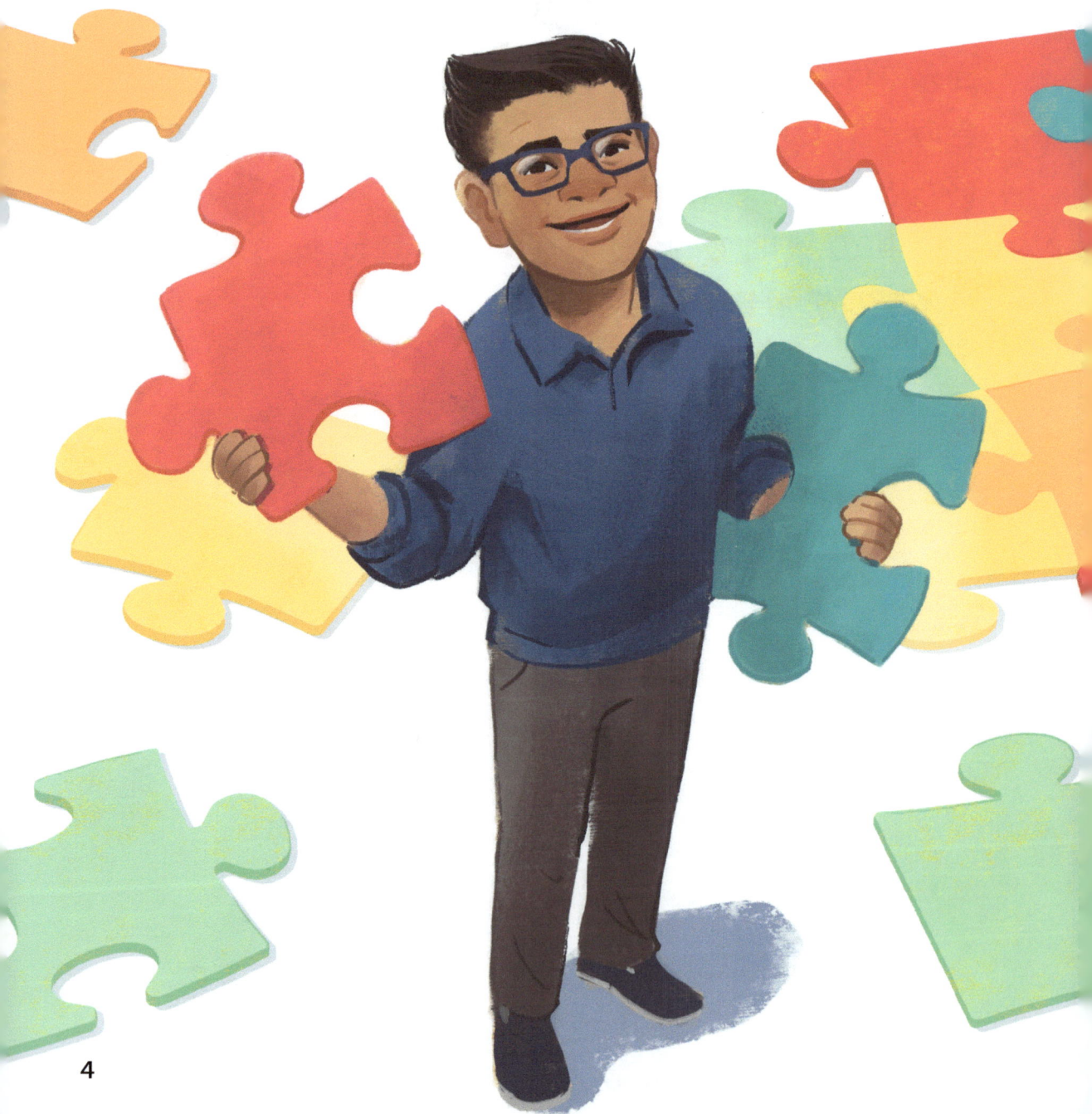

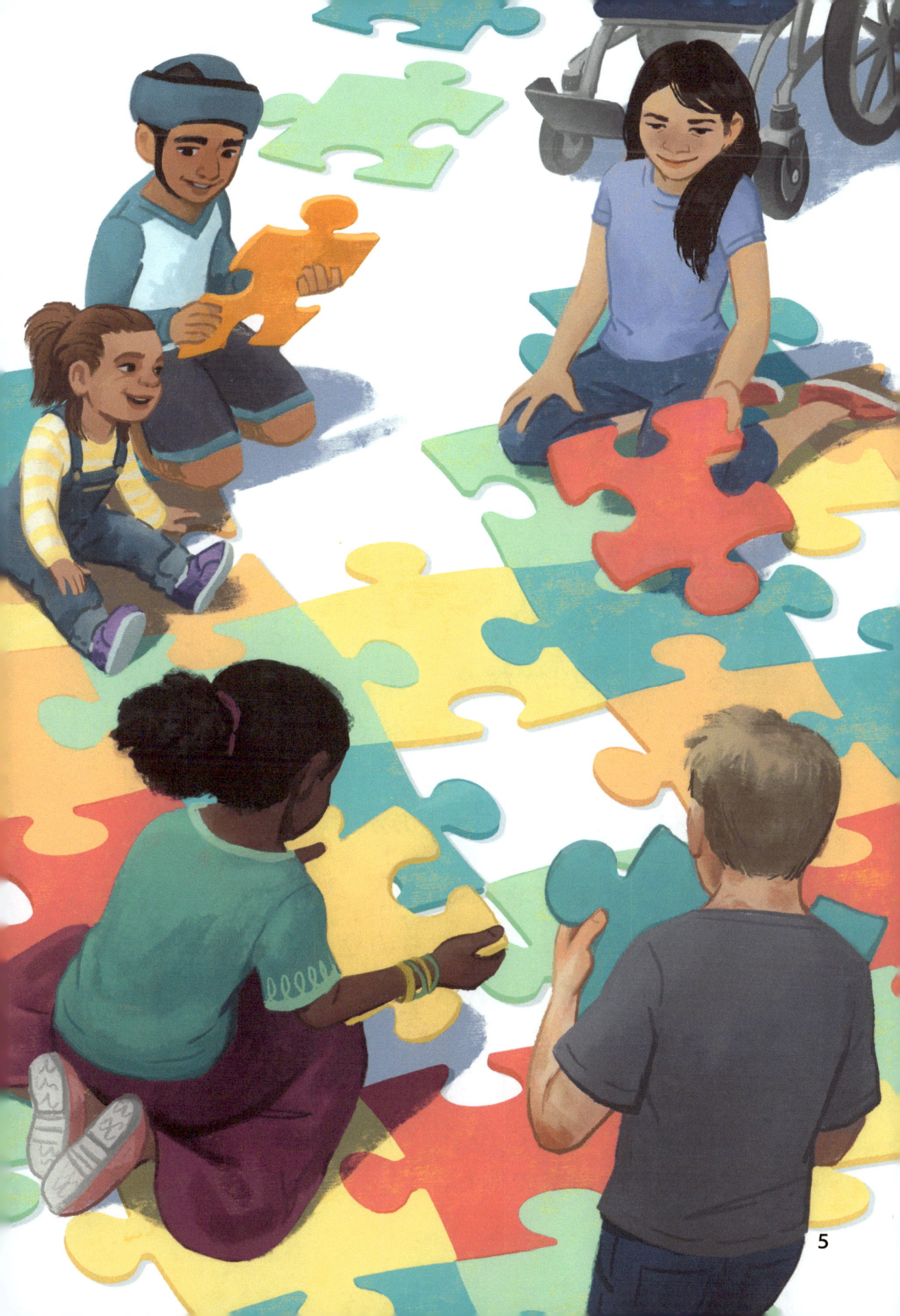

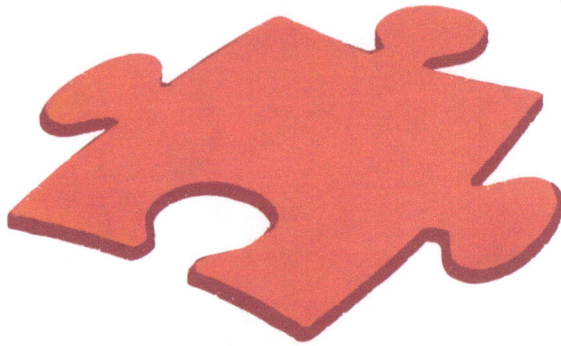

アイデンティティというピースのうちのひとつ、
それはぼくたちの個性なんだ。

きみは、ぼくのようにおとなしくて
明るい子なのかな？　それともにぎやかで
元気がいい子かな？　本を読むのがすき？
それともシール集めがすき？　スポーツをしたり、
絵をかいたり、音楽をきくのがすきなの？

どんなことがすきなのか、どうやって自分を
表現するのかは、ぼくたちの個性の一部なんだ。
パズルと同じように、ぼくたちの個性もそれぞれ
ちがったピースでできていて、これらのピースは
特徴と呼ばれている。ひょうきんな子、
はずかしがりやさん、げんきいっぱいの子、
これは個性の特徴の例だよ。

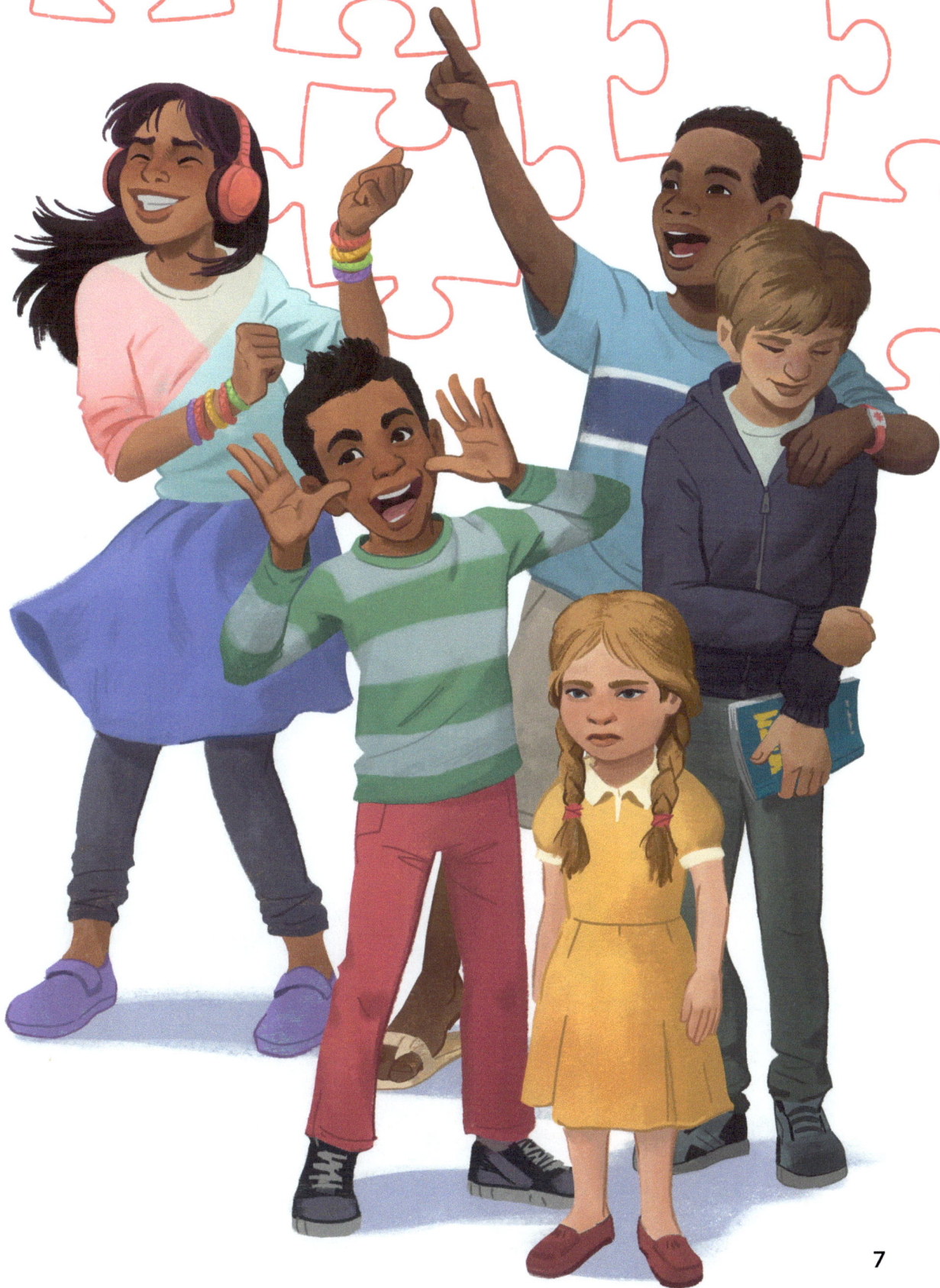

アイデンティティの多くの部分には、才能や能力もふくまれている。これはギフトとよばれているんだ。自分のギフトがなんなのかわからないときもあるけれど、みんなひとりひとりが持っているもので、きみにもある。きみのギフトがなにかを発見するには時間がかかるかもしれない。だけどすでに分かっているものもあるかもしれないね。

きみは絵や歌が上手？　動物や小さな子どもはきみのことがすき？　勉強ができる？ぼくのギフトのひとつは、想像力がゆたかなことで、人からは心が広いねって言われるよ！

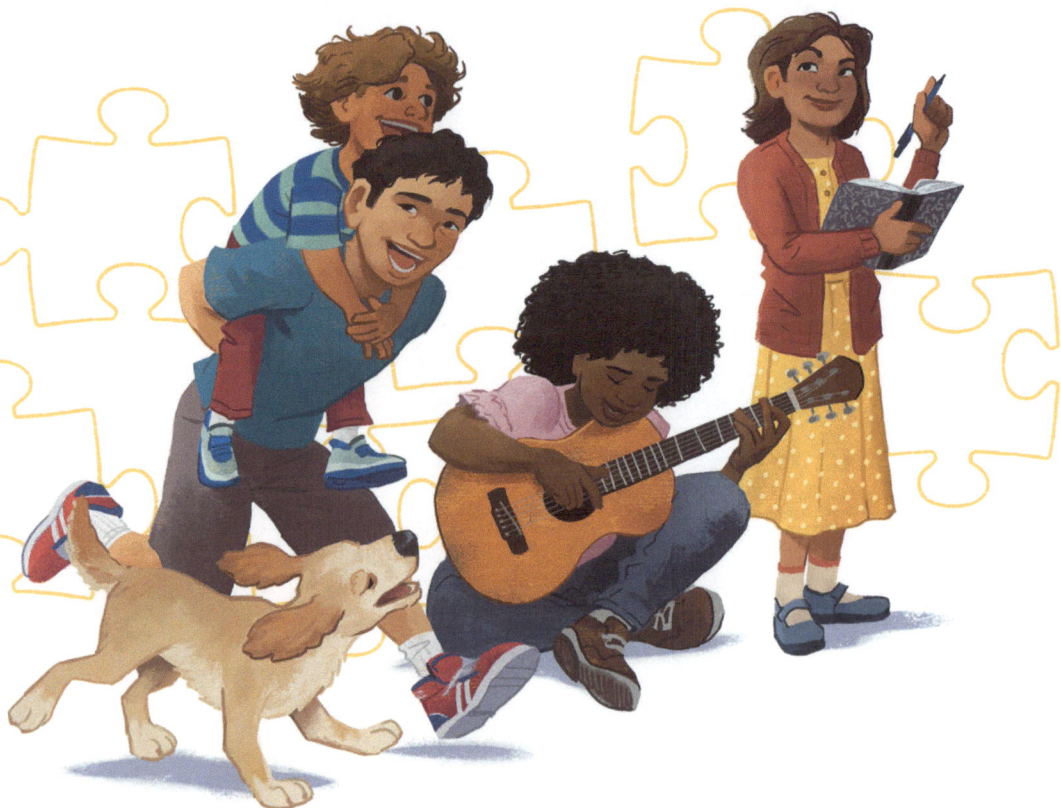

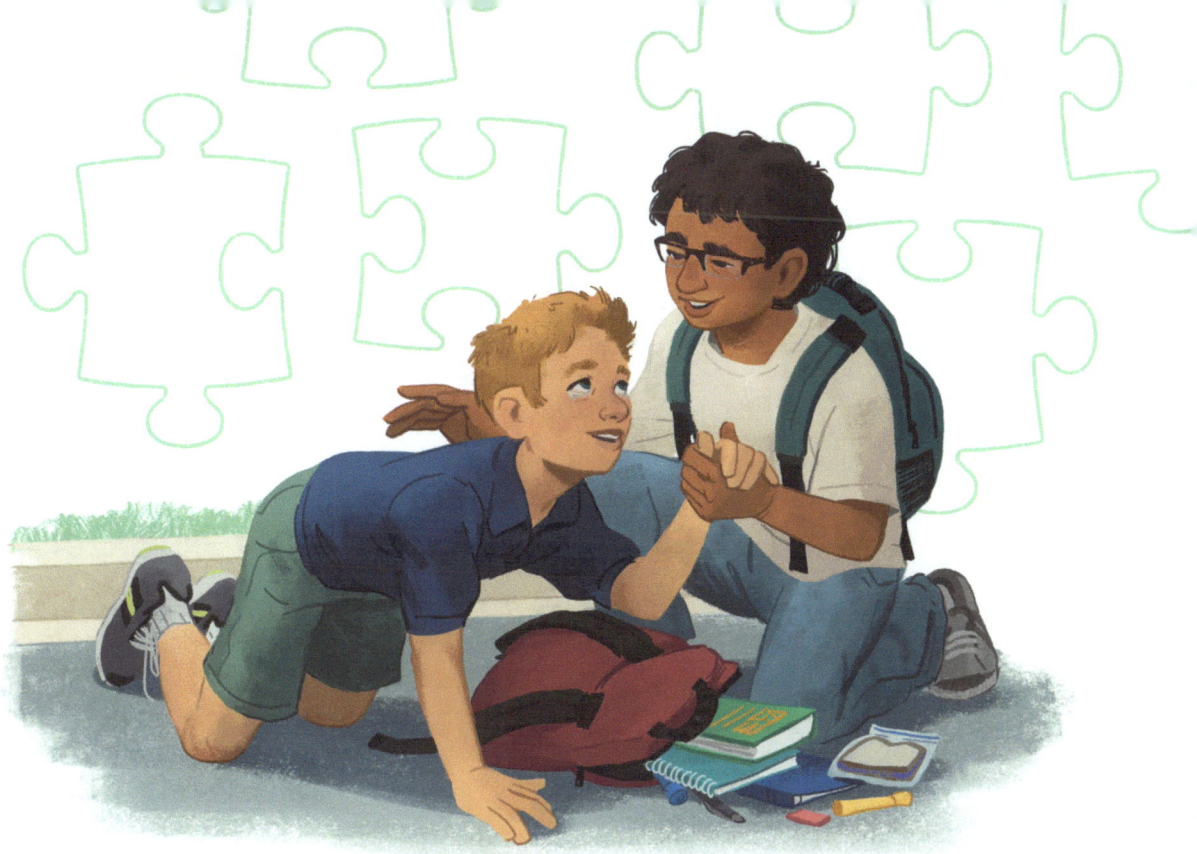

アイデンティティのパズルのピースには、ぼくらの性格もふくまれている。性格とは、ぼくたちに考えさせ、行動させる、心の声のことだ。生まれつきの性格もあるけれど、家族、先生、経験などから学ぶこともできるよ。

ぼくの三つの性格は、がまん強いこと、親切なこと、正直なことだ。この性格のおかげで、ぼくはなにを言ったらいいか、なにをしたらいいか決めることができるんだ。たとえば、いつもほかの人に助けの手をさしのべたり、他人のものは決してうばったりしないこととかかな。

ぼくたちの見た目もアイデンティティの一部だ。
きみとまったく同じ見た目の人は、世界中にだれも
いない。たとえふたごであっても、見た目には
小さな違いがあるんだよ。

ぼくのかみの毛はこげ茶色で、目はうす茶色だよ。
まつ毛とまゆ毛はふとくて黒いんだ。きみはどんな
見た目をしているのかな。かみは赤いかな、
それとも黒いかな？　目は茶色かな？　それとも
青？

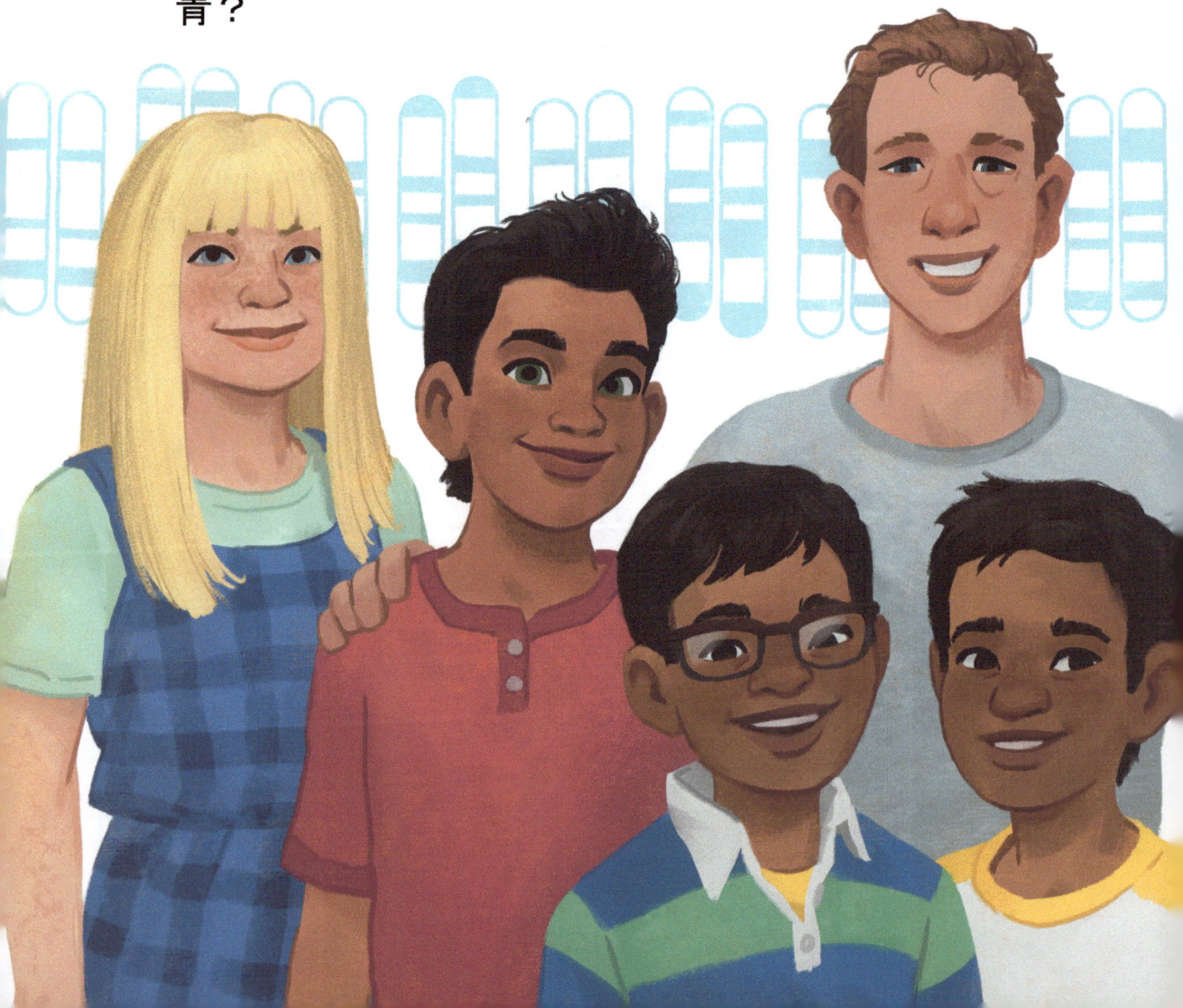

なぜぼくたちはみんな
ちがう見た目をしているのか、
考えたことはあるかな？

ぼくたちの見た目や体の機能を決める遺伝子も、みんなそれぞれちがうんだ。きみと同じ指紋（指のもよう）を持つ人は世界中どこにもいないんだよ。ぼくらの遺伝子と体の成長は、生まれてくる前から始まっているからなんだ。

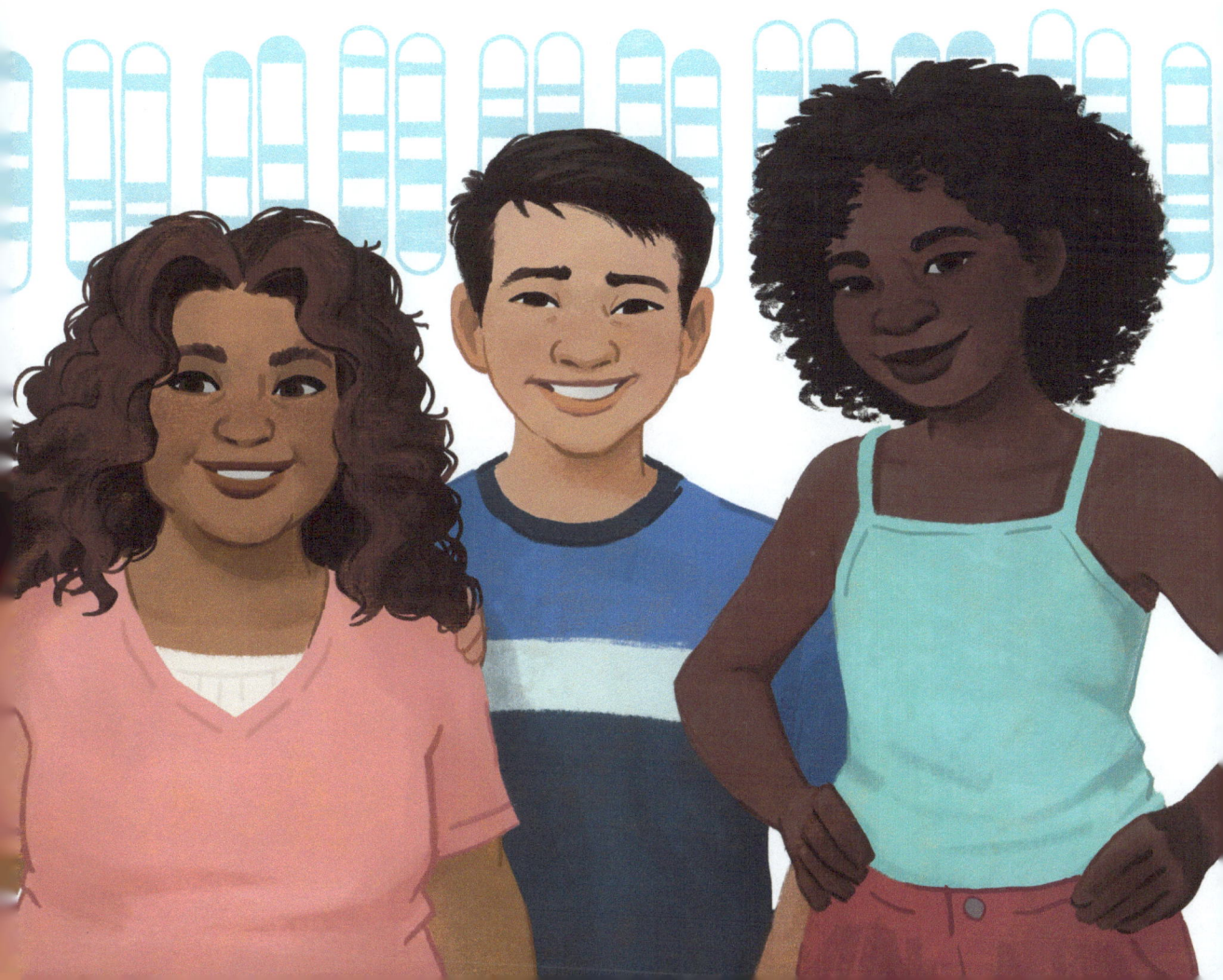

だけどときどき、遺伝子が指示を変えてしまい、その指示に体がいつものようにしたがってしまうことがある。そのせいで希少疾患になる人もいる。希少疾患とは、世界中でとても少ない数の人しかかからないめずらしい病気のことだよ。これにはいろいろなものがある。ぼくの病気の名前はＡＳＭＤ（酸性スフィンゴミエリナーゼ欠損症）で、これにかかると、体が特定の脂肪を分解するのがむずかしくなるんだ。

きみの希少疾患はなんだろう。名前を正しく発音して、かんたんに説明できるかな？

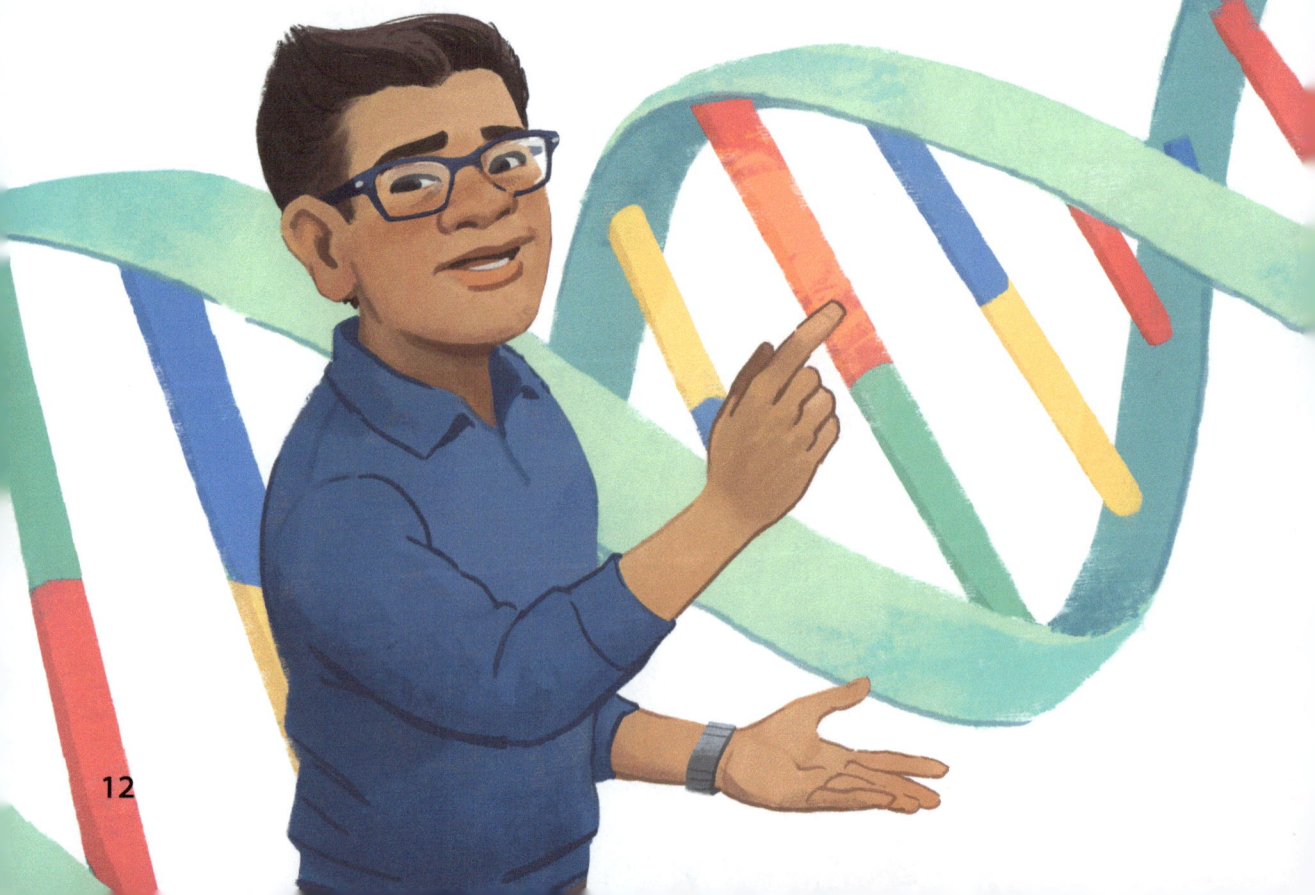

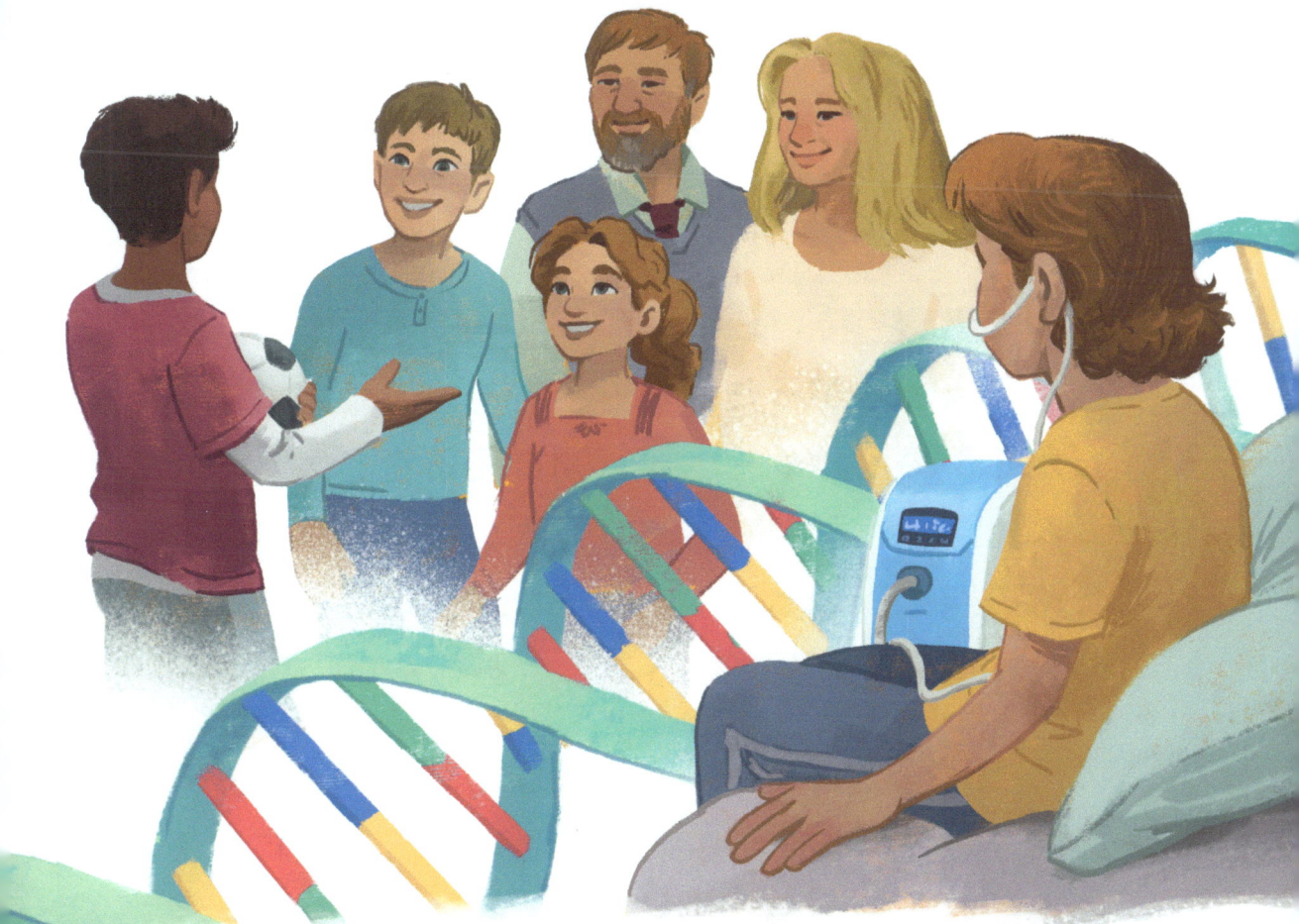

希少疾患といっしょに生きるのは、かんたんなことじゃない。

家族に同じ希少疾患の人がいないってこともあるし、まわりに同じ病気をかかえている人がいないってこともある。そんなとき、ひとりぼっちだ、と感じることがあるかもしれない。希少疾患といっしょに生きることはどのような感じなのか、ほんとうに理解してくれる人は世界中にだれもいない、と感じているかもしれない。

希少疾患を持つことで、ときどき体が
ほかの人とちがったはたらき方をすることもある。
だから、めがねや補聴器（聞こえる音を大きくして
耳にとどける機械）、歩行器、酸素（呼吸する
ための空気）、車いすなど、体のはたらきを助けて
くれる道具が必要になることもあるんだ。

のみ薬や錠剤、注射、点滴など、いろんな薬が
必要かもしれないね。病院にしばらく入院する子も
いるだろう。

大きくなるにつれて、ぼくはめがねや、錠剤や
ビタミン剤などの薬、そして理学療法（体を
やわらかくするための治療）が必要になっていった。
しょっちゅうお医者さんに通ったり、検査を
受けたりしなければならなかったんだ。
これがイヤでイヤで、しかたがなかったんだ。
学校は休みたくないし、血液検査ではりをさされる
のもイヤだったからね。

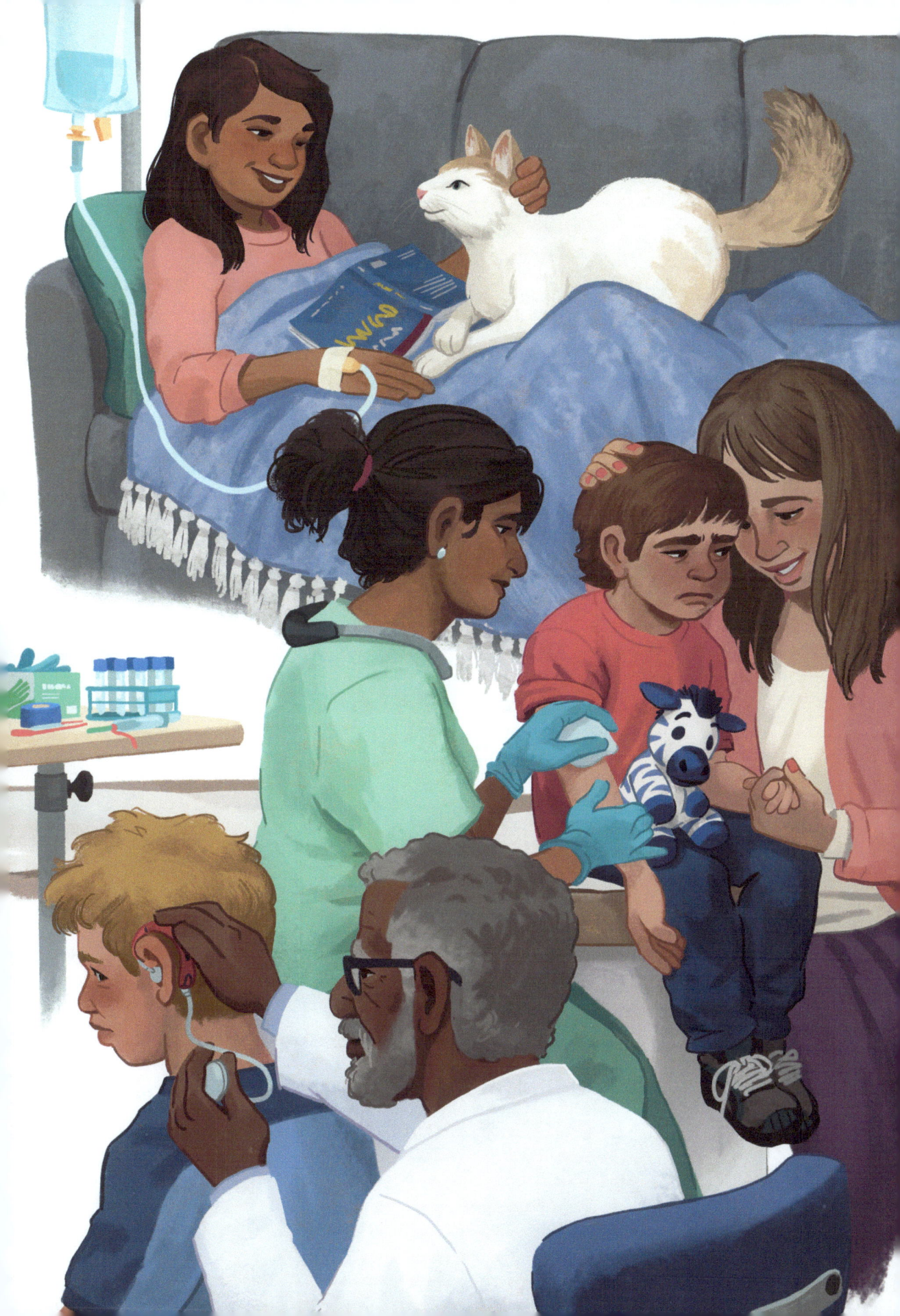

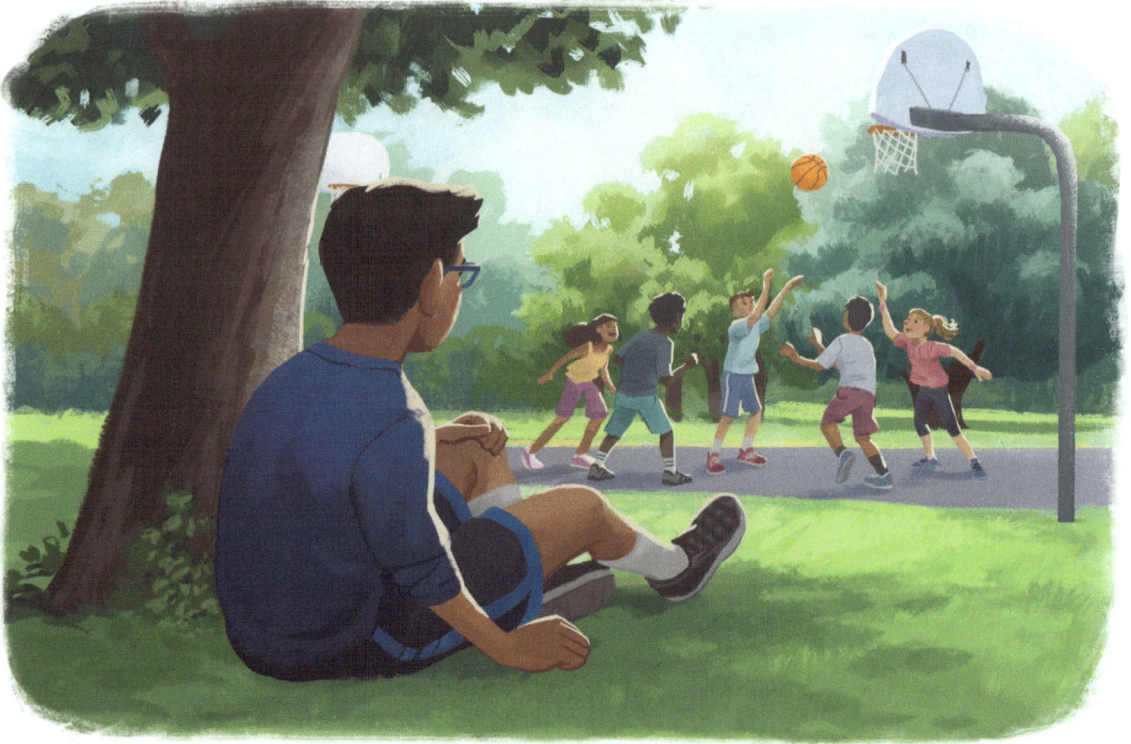

病院に行ったり検査したりいろんな薬が必要だったりと、うんざりすることがあるかもしれない。みんなもときどき、なにもしなくても体がよくなればいいのになあ、と思うこともあるかもしれない。希少疾患がないほかの子どもたちや、自分の兄弟や姉妹さえも、いいなあ、ときみも思うかもしれない。ぼくも、希少疾患がない弟をうらやましく思うこともあったさ。弟はスポーツもできて、友だちもすぐにできるんだ。ぼくのようにだれかをうらやましく思ったり、希少疾患がなければいいのになあ、って思ったりしたことはある？

ぼくたちの顔や体が他の人と違ったり、薬や道具が必要だったりと、希少疾患がぼくたちにどう影響するのか見たり聞いたりしたとき、人々はいろいろな反応をする。希少疾患の影響に興味を持つ人もいれば、とまどったり、不安になったり、こわくなる人もいるかもしれない。

きみは今まで好奇心を持ったことはあるかい？じゃあ、とまどったり、不安になったり、こわくなったりしたことは？　きっとみんな「うん」って答えるんじゃないかな。人間、だれもがそういう気持ちになることがあるものさ。なにか新しいものに出会ったとき、すぐに理解したり受け入れたりすることができないとき、人はそんな気持ちになるものなのかもしれない。

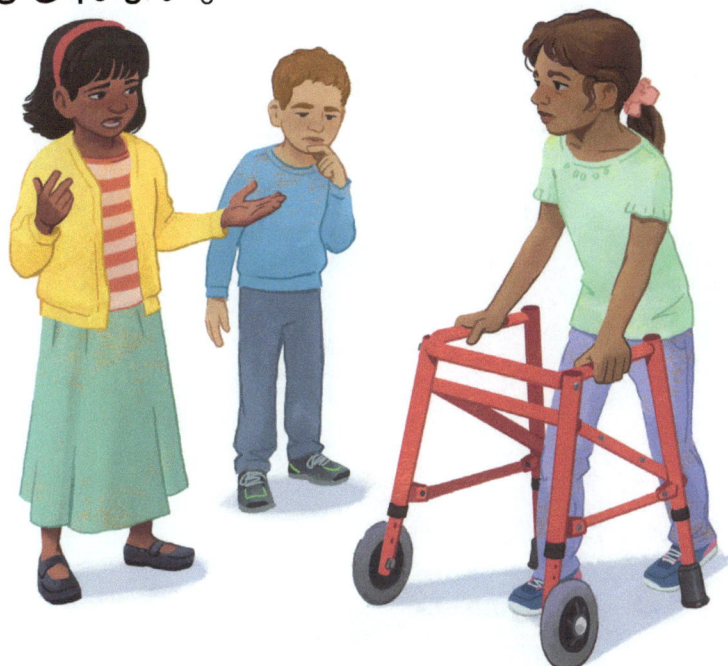

子どもや若者、大人でさえも、好奇心やとまどい、不安、きょうふを感じたとき、ぼくたちがきずつくような表現で自分の考えや感情をぶつけてくる人もいるかもしれない。ぼくらが暗い気持ちになるようなことをついぽろりと言ったり、やったりしてしまうかもしれない。人はいじわるになることがあるけれど、それはその人が強くなった気になれるからなんだ。そんなとき、いちばんわすれないでいてほしいことがある。それはその人には、きみにしかないすばらしいアイデンティティの価値がまだ見えていなかったり、理解できていない、ということなんだ。

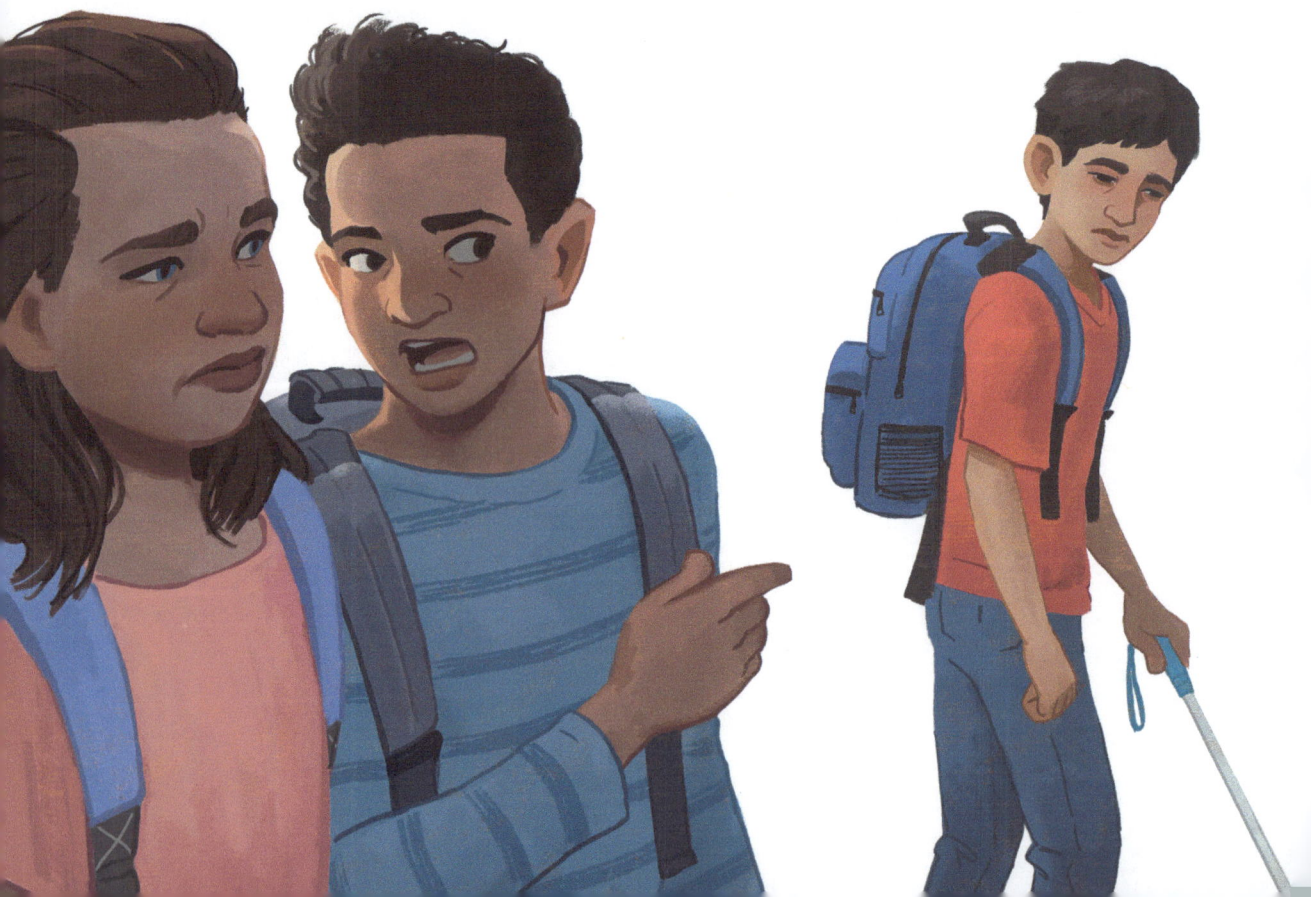

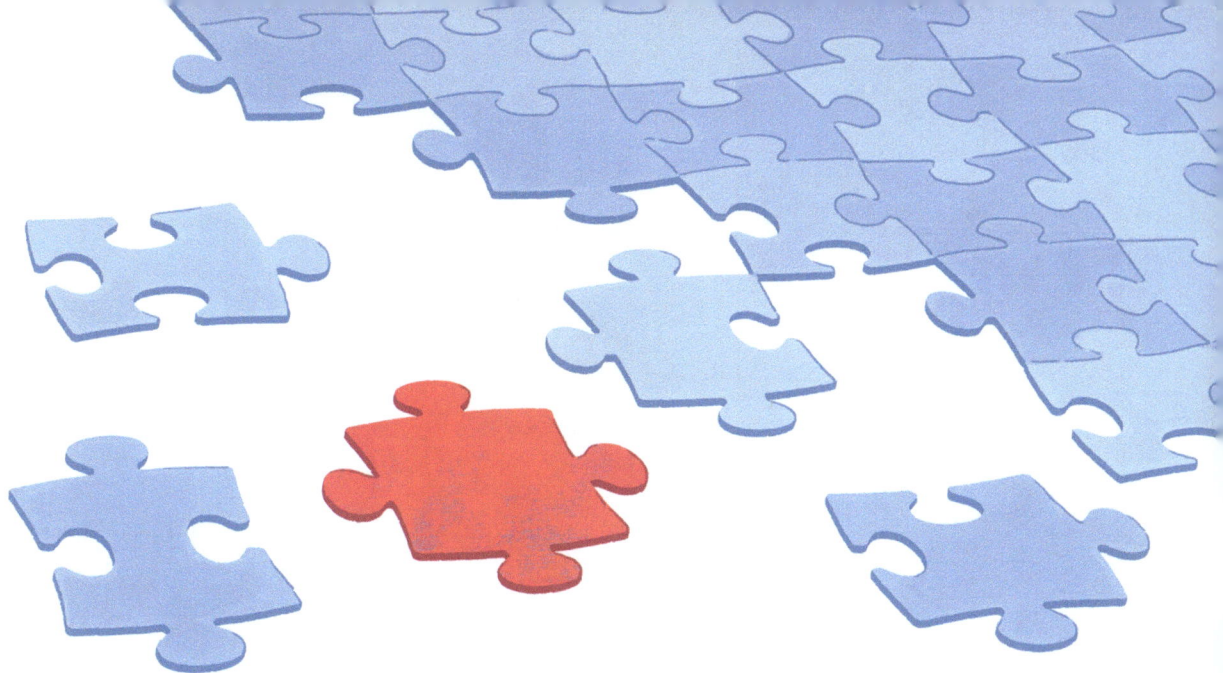

気づかない人もいるけれど、アイデンティティとはたくさんの「かけら」からできているもので、ぼくやきみとまったく同じ人に出会うことは絶対にないんだ。人はかわったものに目が止まり、注目してしまうものだ。だから、希少疾患のような、アイデンティティのうちのたった一つのかけらだけに目を向けてしまうことがある。これはまるで、パズル全体を見るかわりに、パズルの中の一つのピースだけを見ているようなものだ。

だからきみは、きみのアイデンティティのほかの部分、たとえば自分が楽しめることや自分の才能を、ほかの人に気づかせてあげようとするかもしれないね。

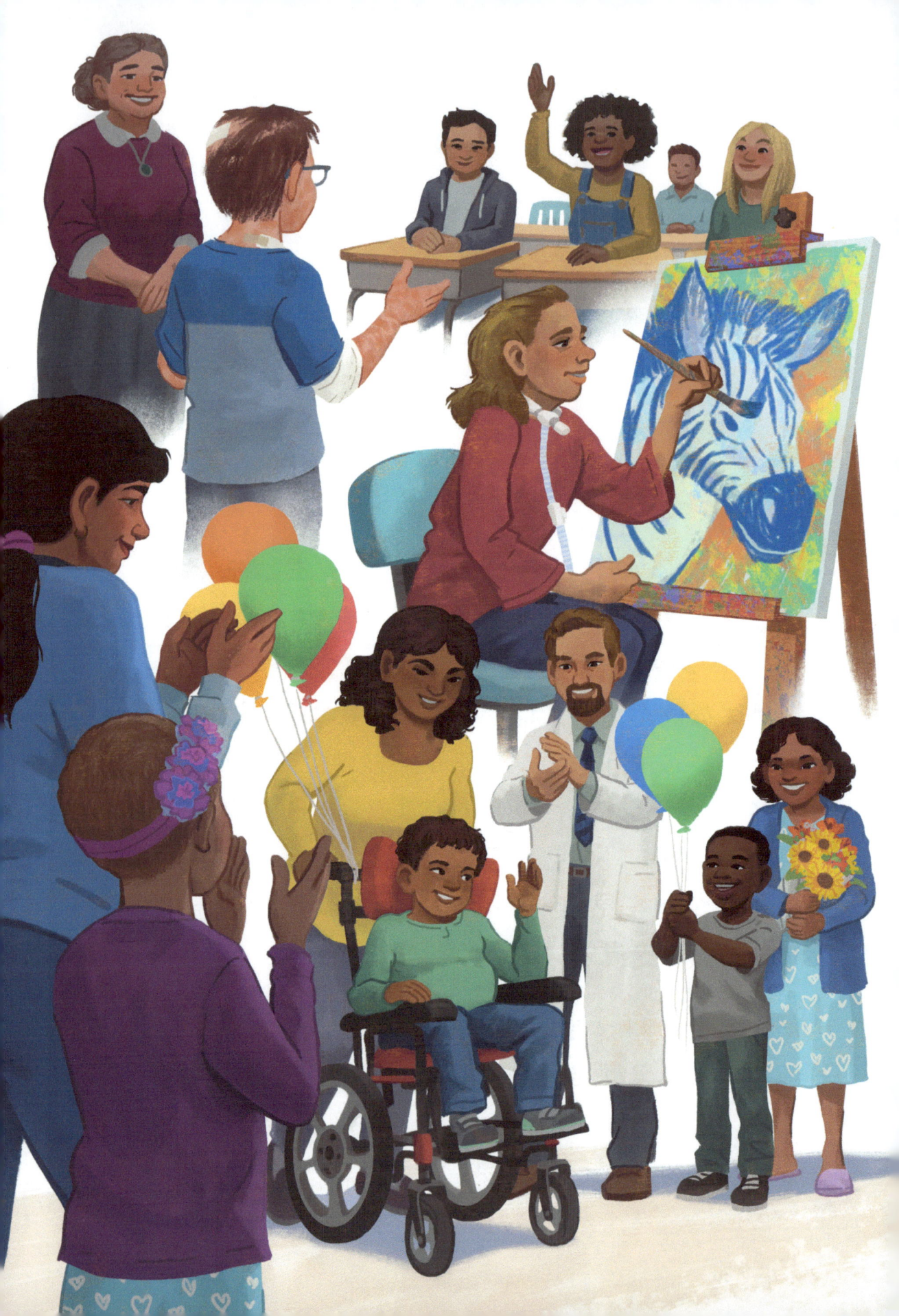

こんなことを言うとびっくりするかもしれない
けれど、希少疾患の人はだれでも、たとえ子ども
であったとしても、先生になれるって知って
いたかい？　ぼくたちは希少疾患のおかげで、
ほかの人が見たり経験したりできない人生をおくる
ことができたんだ。だからぼくたちは、子どもにも
大人にも、人間として生きることについて
いろいろなことを教えられるような人になれるんだ。

たとえば、ぼくたちは、勇気、がまん強さ、
たくましさとはなにかを教えることができる。ほか
にも、人によって体のしくみがちがうことについて
教えることもできる。そしてなによりも、きみと
ぼくには、人を感動させたり、笑わせたり、
楽しませる力がある！

ぼくたちは希少疾患を持つことで、自分の才能や性格をふしぎな方法で発見し、成長させることができる。ぼくは、希少疾患と生きる自分の人生について人に話すようになってから、ぼくっておおぜいの大人たちの前で話すことができるんだって、知ったんだ。

ぼくは生まれつきやさしい性格なのかもしれないけれど、希少疾患になったおかげで、思いやりや人に気をくばることについて、多くのことを教えられた。たくさんの診察や検査にたえることで、ぼくはさらに強く、たくましくなることができた。

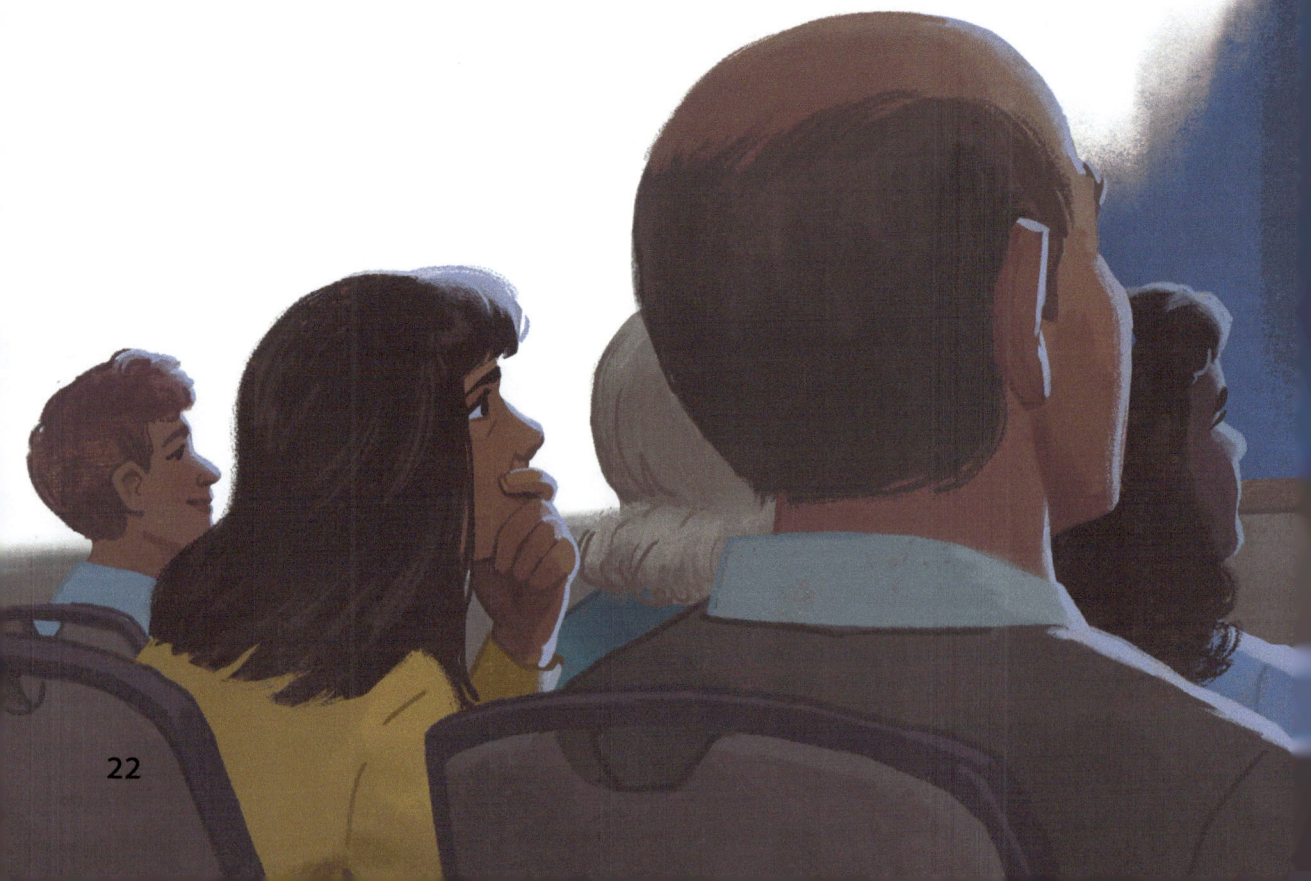

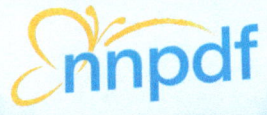

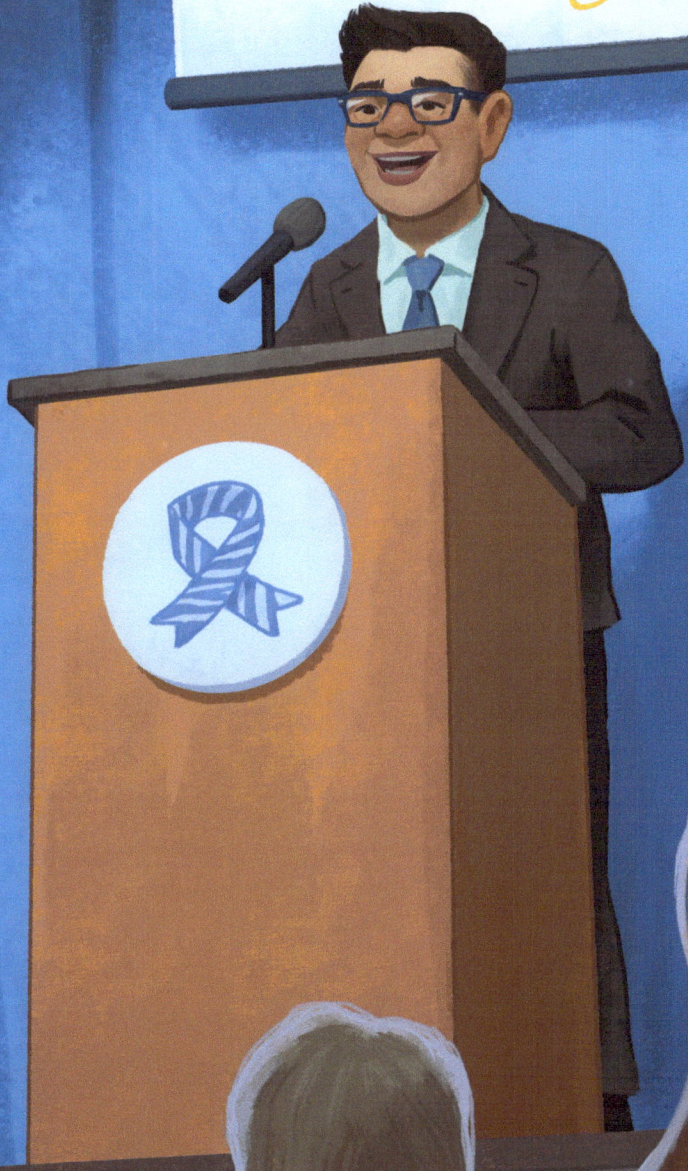

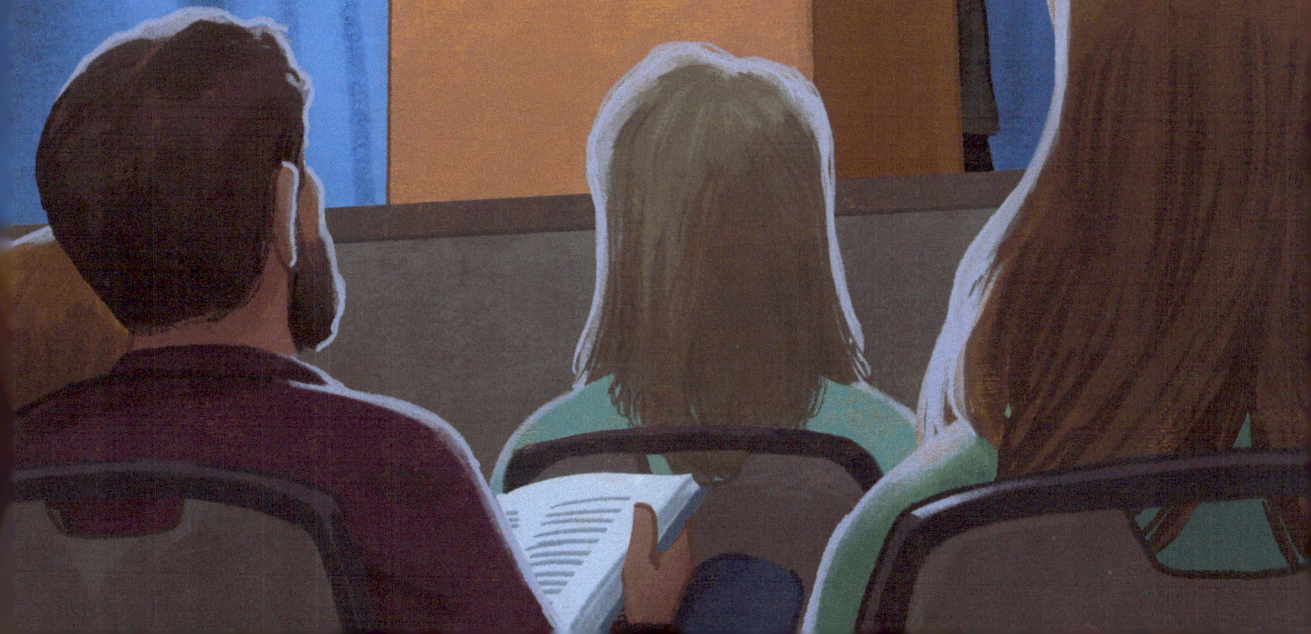

たしかに、ぼくは大きくなるにつれて、希少疾患のせいでさみしいときもあったけれど、年を重ねると、世の中には同じ希少疾患を持つ子どもや大人がいることも知った。

じっさいに会った人もいれば、インターネットを通じて知り合った人もいる。きみが家族とインターネットを使って調べれば、きっときみと同じ希少疾患を持つ子どもたちとの出会いをサポートする団体が見つかるだろう。

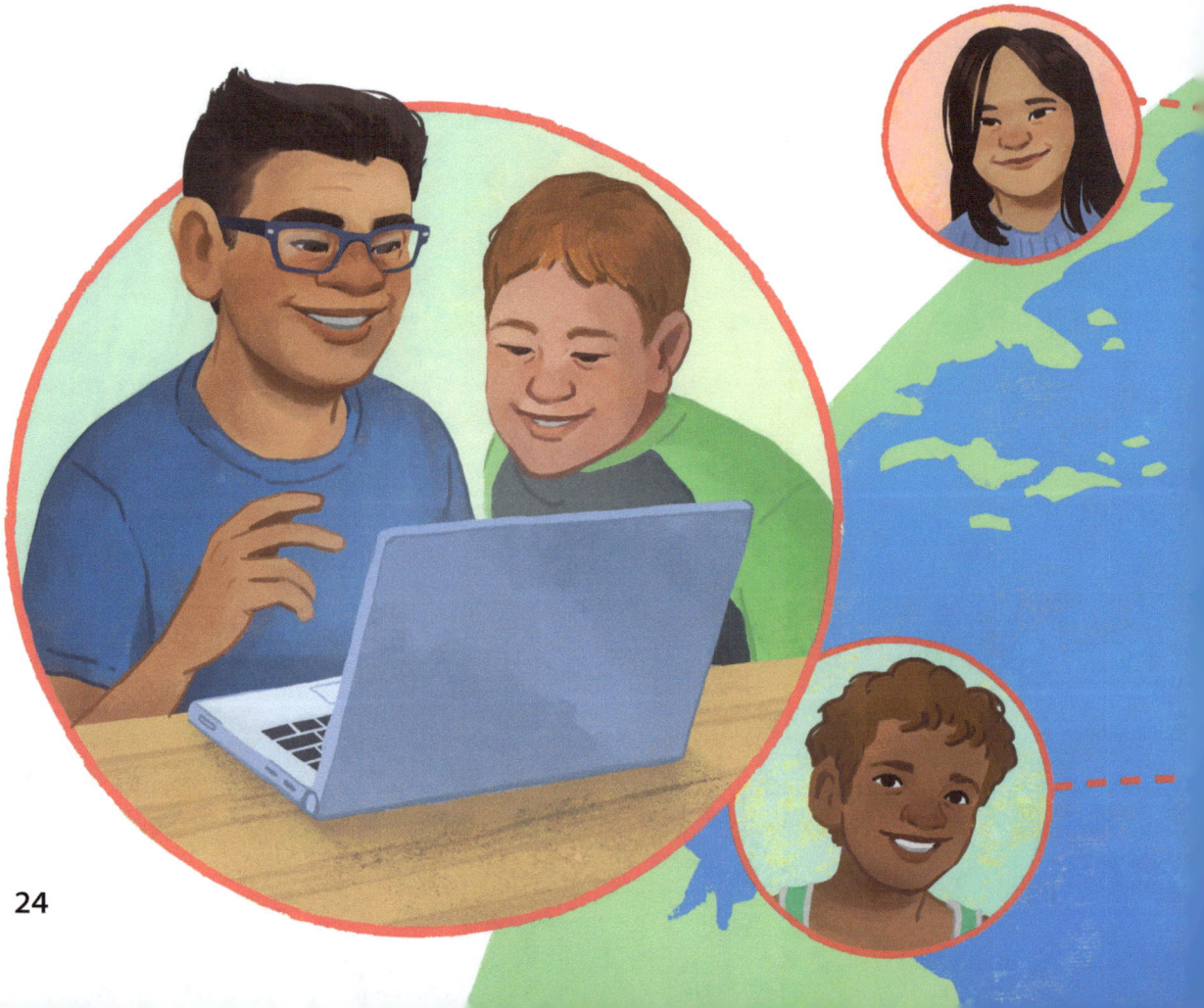

24

あるいは、きみとはちがう希少疾患であっても、きみの考えや気持ちを理解してくれる子どもたちに出会えるかもしれないよ。きみの新しい友だちが、世界中のさまざまな国に住んでいるかもしれないんだ。そう考えると、わくわくしてくるね！

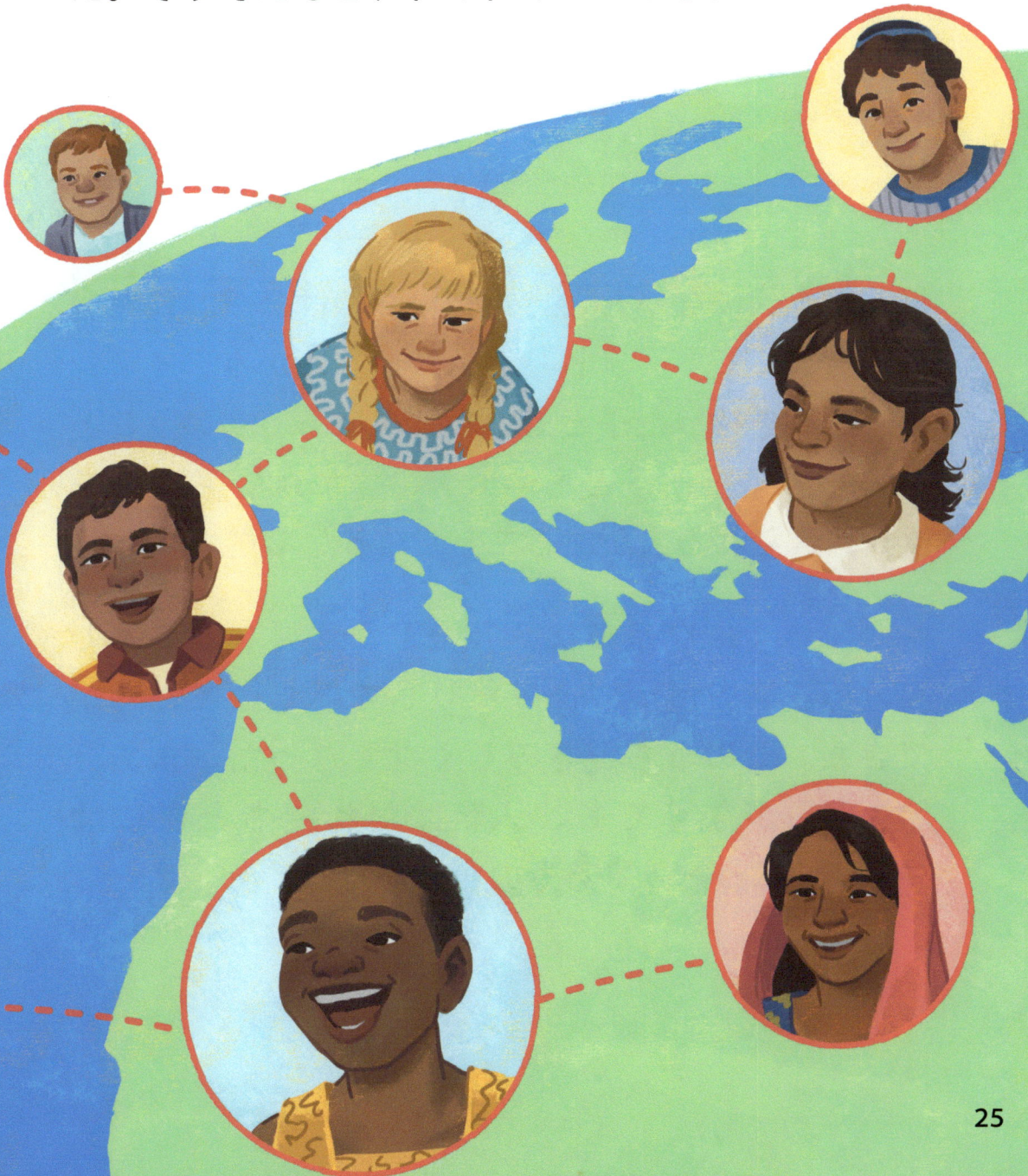

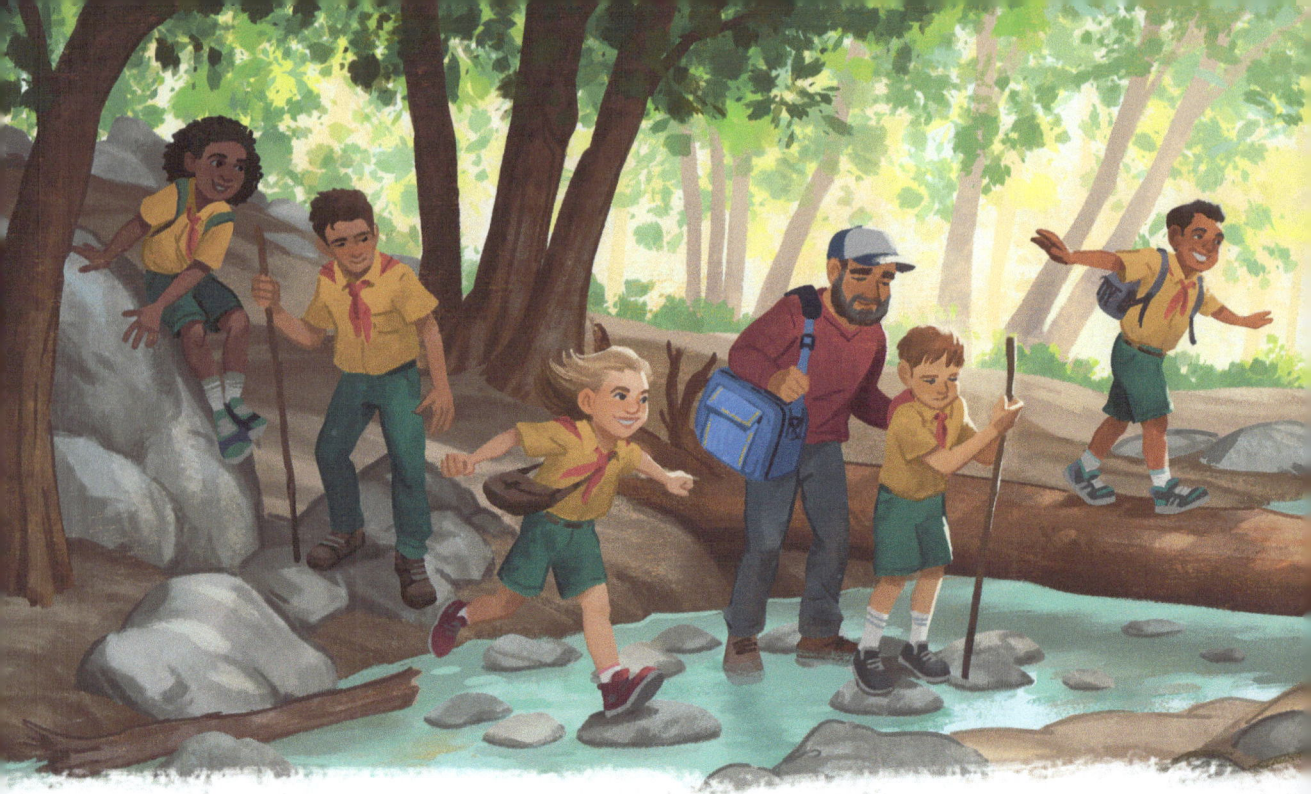

ぼくが十代になったとき気づいたのは、べつに希少疾患がなくても、まわりとは大きくちがうアイデンティティを持った子どもや若者がいる、ということなんだ。また、子どもや大人の中には、ちがいを受け入れられる人がいることも知ったんだ。

やがてぼくはクラブに入ったり、必要なところで自分の才能を使ってあげたりして新しい友だちができた。そのうち、さみしくなくなった。**まあ、希少疾患がなくても、人間はだれでもときにはさみしくなったりするものだけどね。**

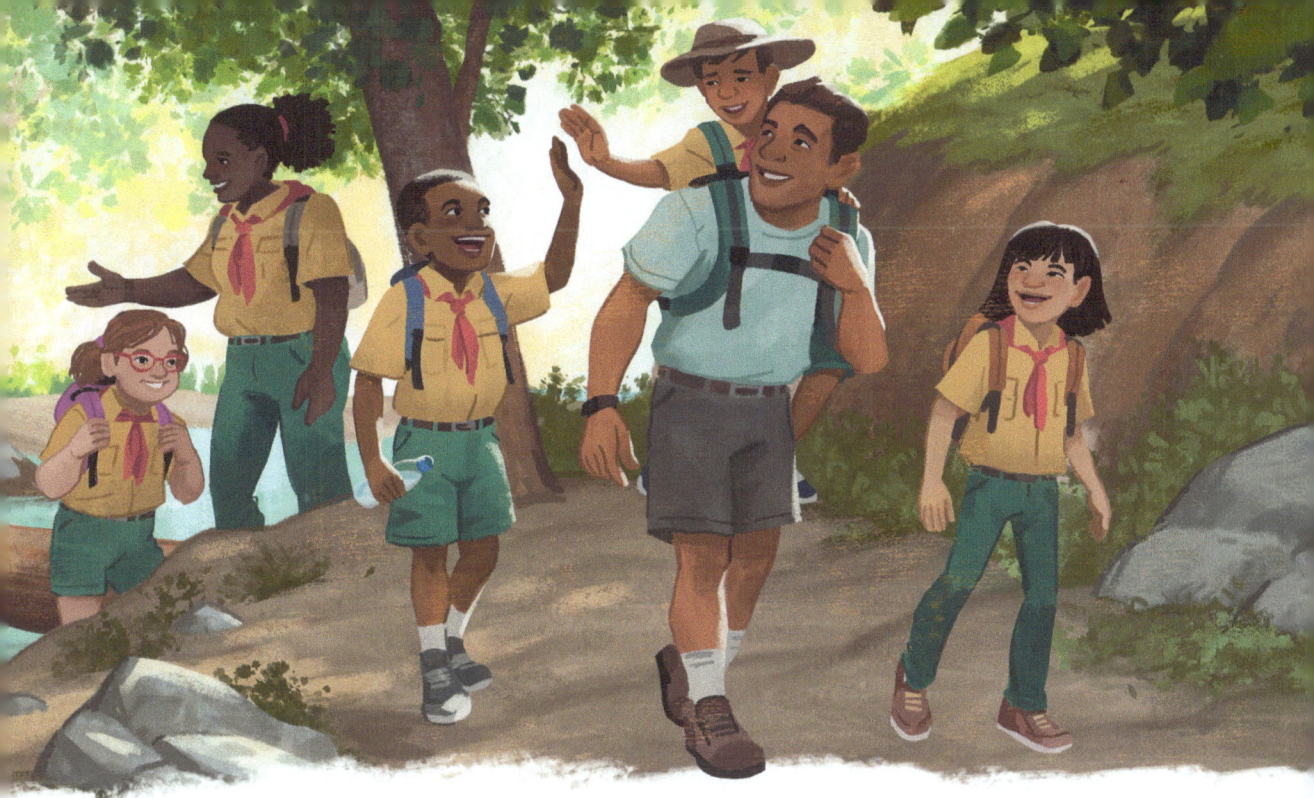

それから、ぜひ楽しむことをいしきしてほしい！
希少疾患を持っているからといって、楽しむため
にたくさんの時間を使ったり考えたりする必要は
ない。それから、ほかの子どもたちが楽しいことを
しているのをゆびをくわえて見る必要もない。
きみが親と少しの知恵と勇気を出せば、きみが参加
できる方法がきっと見つかるよ。

ぼくがすきなのは、たからさがしやキャンプ、
スケートボードをしたり、アメリカンフットボール
の試合を見たりすることなんだ。きみはどんなこと
をするのがすき？　きみにはすでに、やっていて
楽しいことがあると思うけれど、新しいことを
やってみれば、すきなことがもっと見つかるよ。

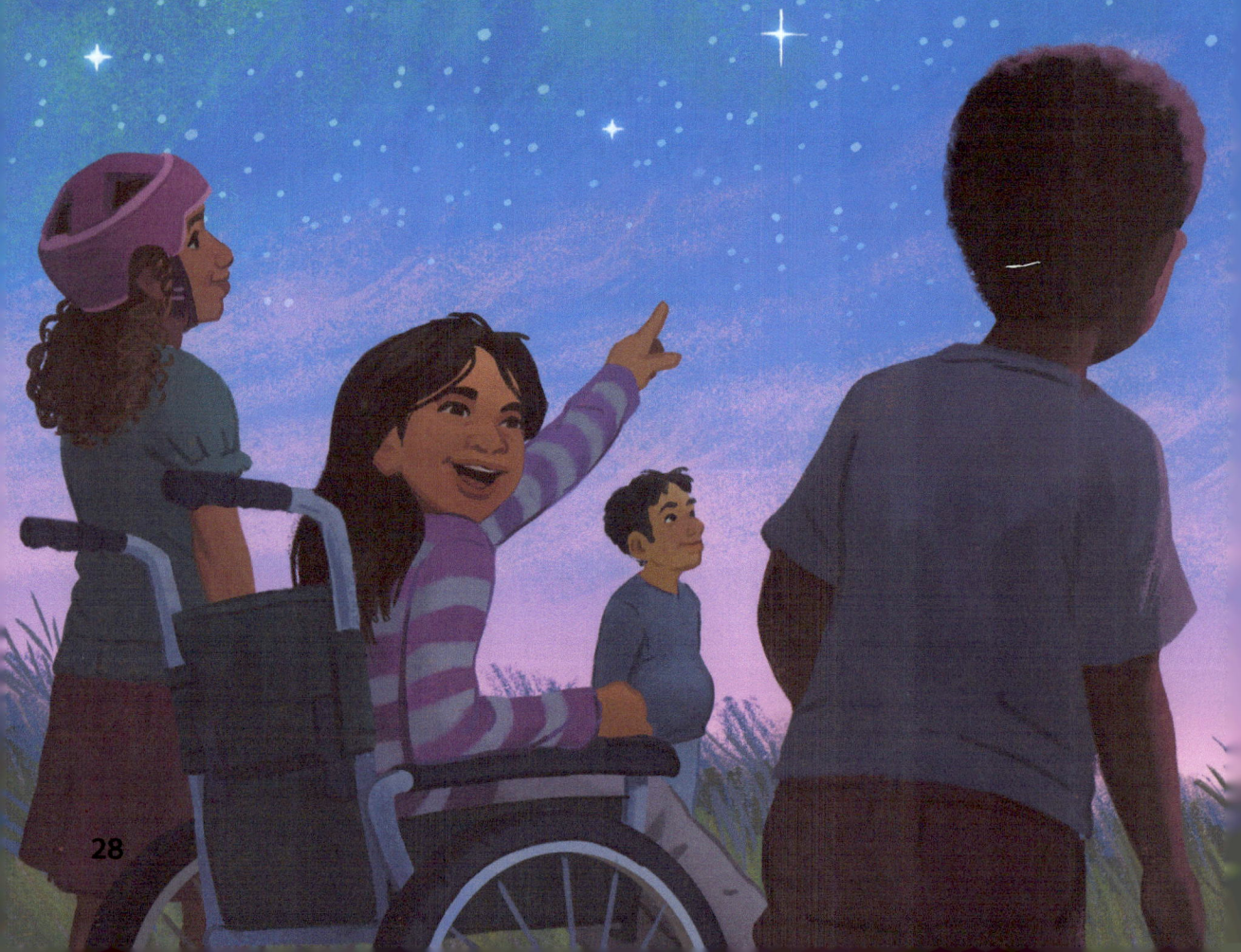

この本の中でいちばん覚えておいてほしいのは、きみは自分にしかないアイデンティティを持っているからこそ、とても特別な人である、ということなんだ。ただたんにきみに希少疾患があるからとくべつな存在だ、という意味じゃない。世界にはとても多くの人がなんらかの希少疾患を持っている。

きみが特別な理由は、パズルのようにたくさんのピースからできた、きみだけのオンリーワンのアイデンティティがあるからで、希少疾患があることはピースのひとつにすぎないんだ。

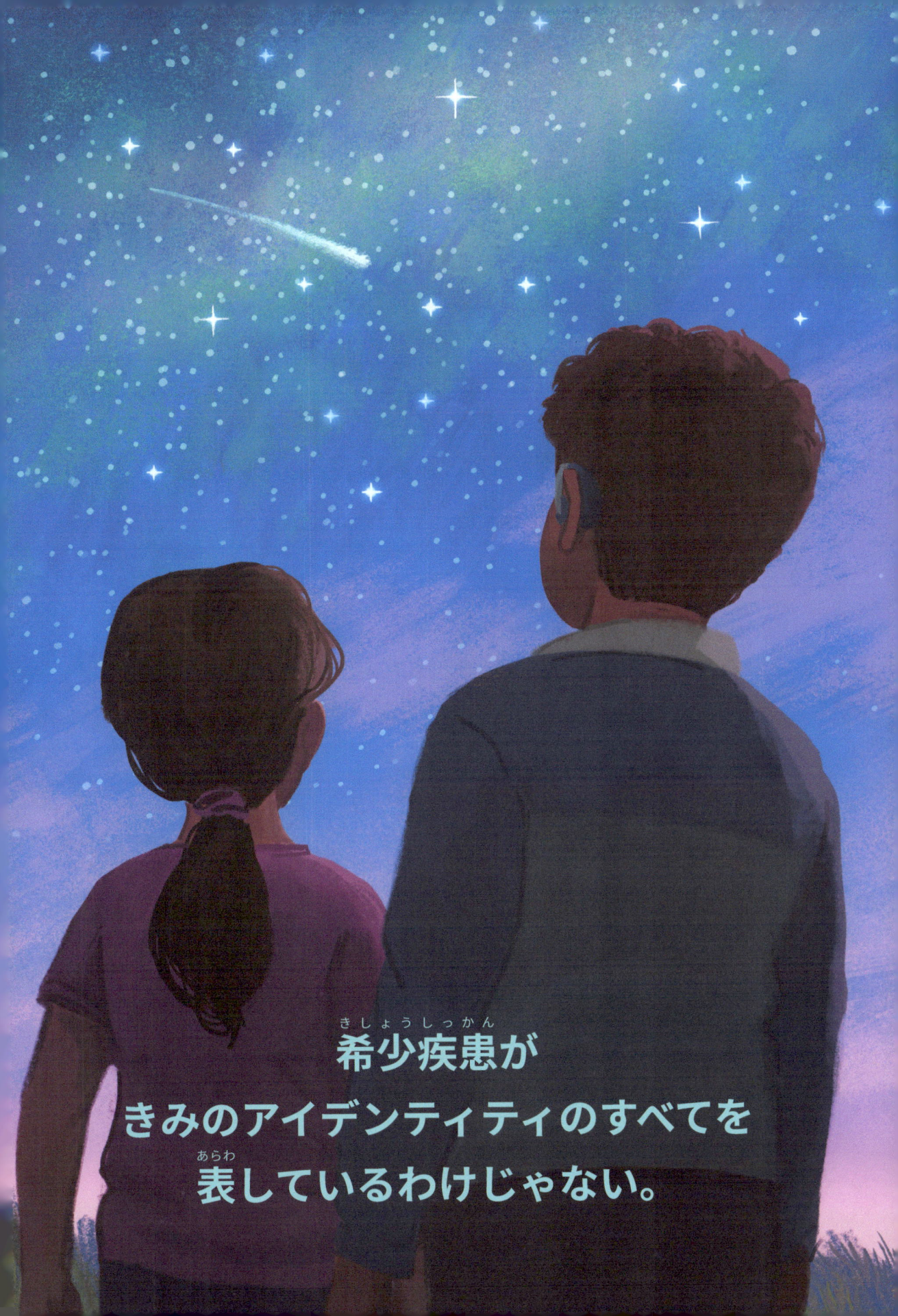

希少疾患が
きみのアイデンティティのすべてを
表しているわけじゃない。

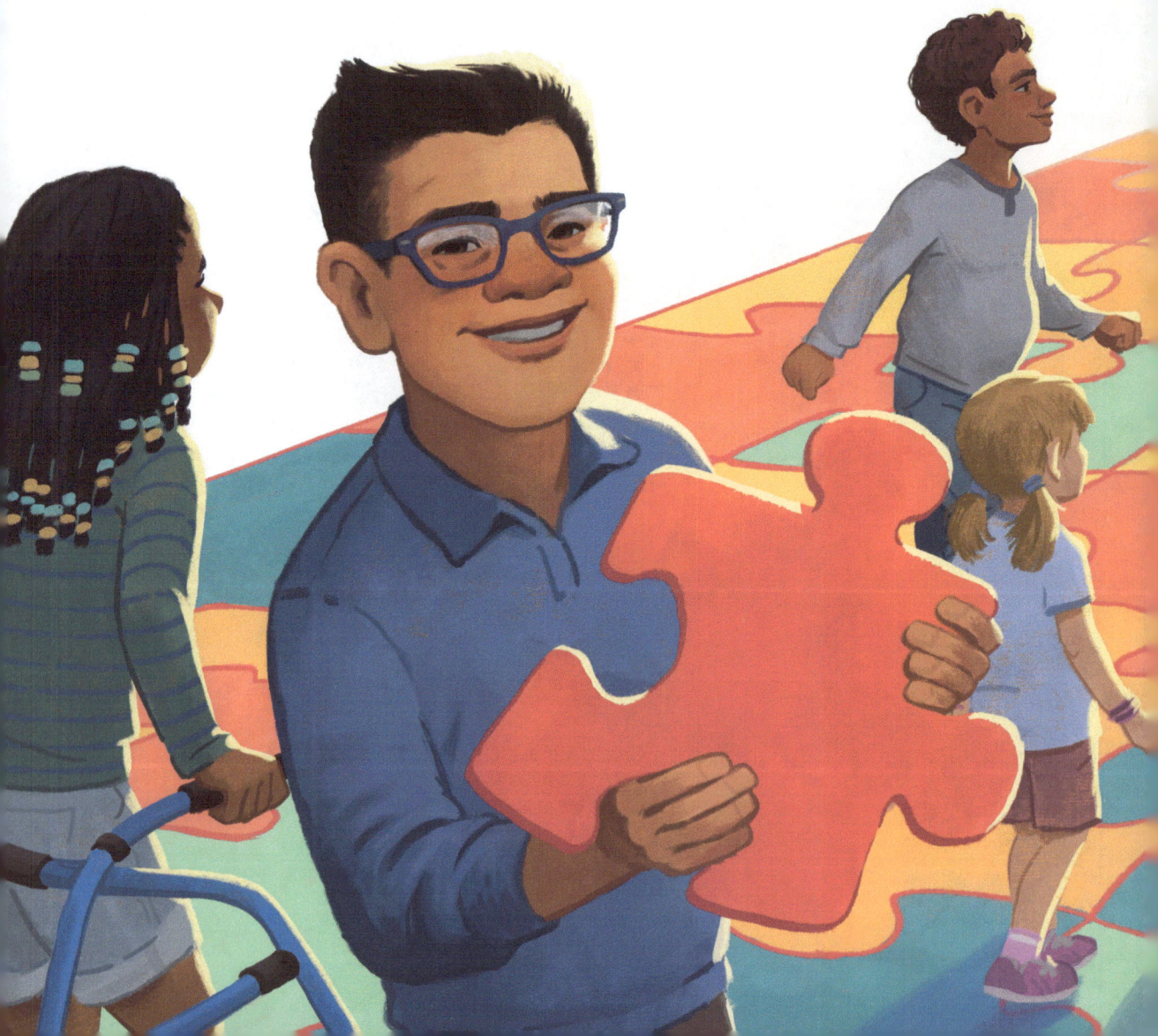

希少疾患と生きるのは、かんたんなことではないかもしれないけれど、ぼくたちががんばって、けっしてあきらめなければ、希少疾患から学んだすべてのことによって大きく成長できるよ。

ぼくたちにはこの世界に特別な使命がある。そして希少疾患は、大切な役割をはたしてくれる。ぼくたちが「ずばぬけた」人になるために。

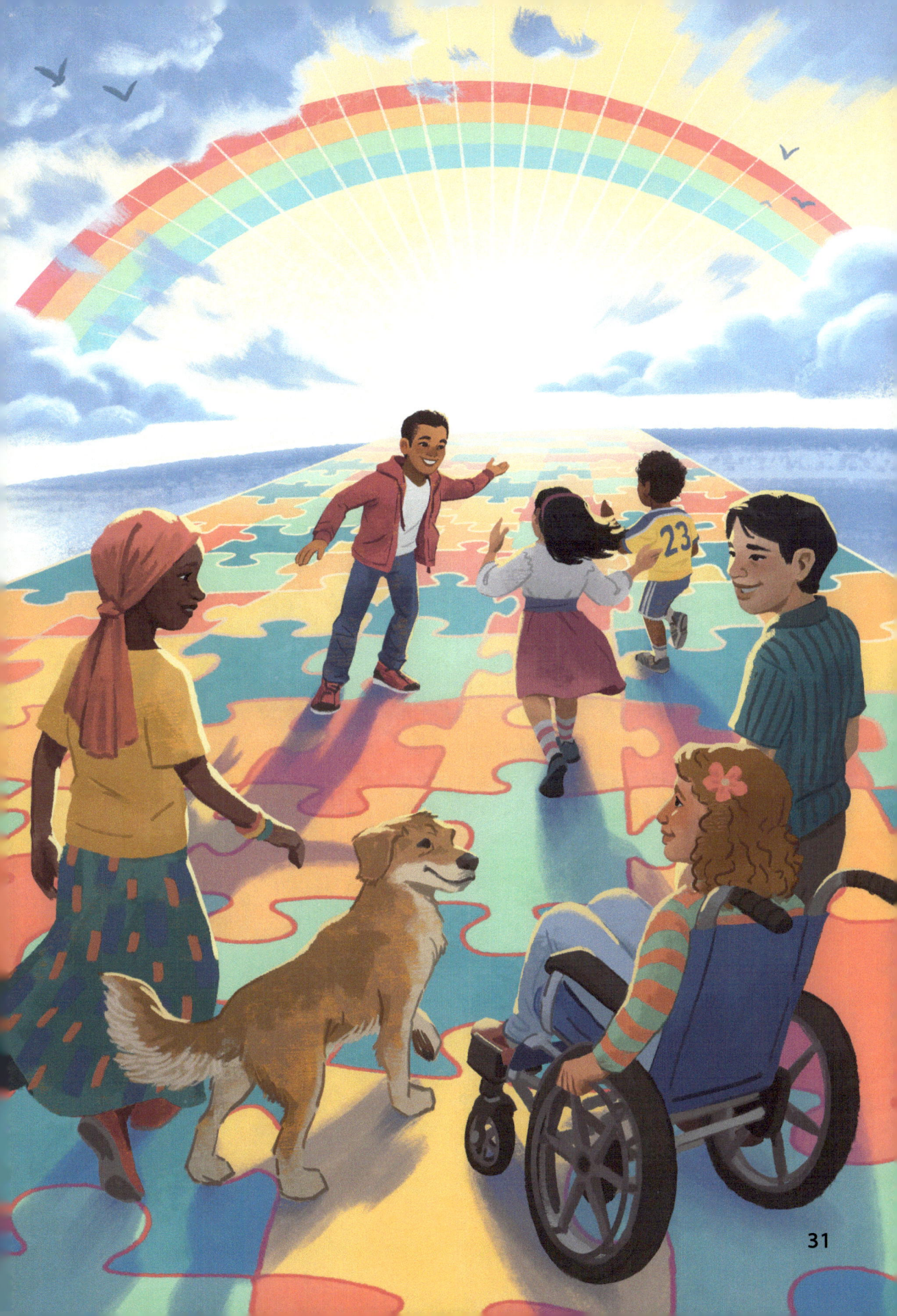

この本をつくった人たち

エヴレン・アイックさんとカーラ・アイックさんは、エヴレンさんの高校卒業後、希少疾患の子どもたちを勇気づけるためにこの本を書きました。

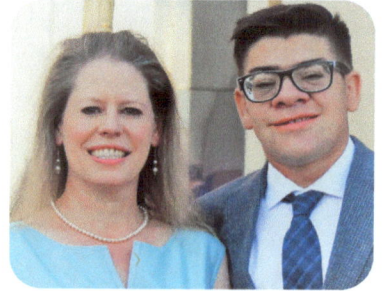

ASMD (酸性スフィンゴミエリナーゼ欠損症) を持つ人のためのエヴレンさんのアドボカシー活動は、2017 年にメリーランド州の米国食品医薬品局 (FDA)での講演に招待されたのをきっかけに始まりました。そのあとも、希少疾患の治療に対する関心を高め支援を集めるため、ほかの州でも人々に ASMD を抱える人の生活について講演を行ってきました。2019 年にはイーグルスカウト (アメリカのボーイスカウトの最高位) の位を取得し、カリフォルニア州サクラメント市のカリフォルニア州ボーイズステート代表を務めました。またサノフィ ジェンザイムから希少疾患のアドボカシーに対する名誉ある TORCH 賞も受賞。今後は特別支援教師になりたいと思っており、現在カリフォルニア州立大学フレズノ校に通っています。

母親のカーラさんは 20 年以上にわたって教育者をしており、人生の旅路を歩む上で、子どもたちは真の自己肯定感と価値観を培う必要があると信じています。そんな彼女の人生における最大の喜びと誇りは、2 人の息子、エヴレンとエロルを育てることです。そしてなによりもエヴレンさんとカーラさんは、希少疾患を持ち、特別な支援を必要とする子どもたちに対する思いやりと尊重の輪を広げようと努めています。

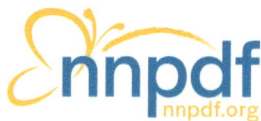

ASMD (酸性スフィンゴミエリナーゼ欠損症) の詳細については、全米ニーマン・ピック病財団(NNPDF) のウェブサイト www.nnpdf.org をご覧ください。

イアン・デールさんは視覚的な芸術を通して、社会の中であまり注目されない人々の存在感をどう高められるかを探っています。イアンさんは、非営利団体や信仰にもとづく団体や出版社向けにイラストを描くことも多く、彼の作品は世界中の子どもたちに届けられています。イアンさんは妻と 2 人の子どもといっしょに南カリフォルニアに住んでいます。イアンさんの作品は www.iandale.net でご覧になれます。

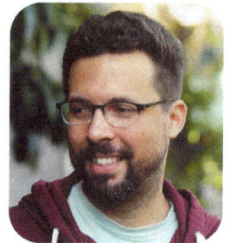

www.ingramcontent.com/pod-product-compliance
Lightning Source LLC
Chambersburg PA
CBHW061146030426
42335CB00002B/125